AF343912

TRAITÉ

DE LA MORVE,

Par A. V. DELAGUETTE,

Vétérinaire des Gardes-du-Corps du Roi,
Compagnie de Grammont.

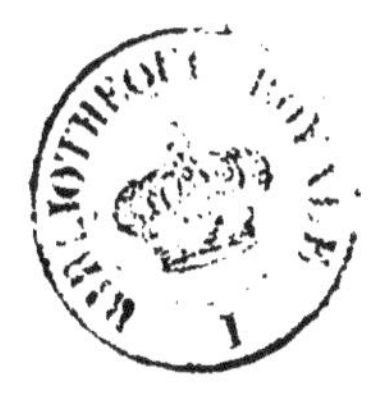

A PARIS,

Chez DELAGUETTE, Imprimenr, rue St.-Merry,
N°. 22.

1816.

De l'Imprimerie de DELAGUETTE.

TRAITÉ

DE LA MORVE.

~~~~~~~~~~~~~~

Lₐ Morve est une des plus cruelles maladies qui affectent les solipèdes.

Le Traité que j'en donne est le résultat des expériences nombreuses que j'ai faites. Lorsque je fus nommé Vétérinaire au neuvième régiment de Dragons (depuis quatrième de lanciers), caserné alors à l'*Ave-Maria*, à Paris, beaucoup de chevaux de ce régiment étaient affectés de la Morve, du Farcin, des Eaux aux jambes, de Crapauds ; j'en reconnus la cause dans les localités. J'eus le bonheur de mettre fin en assez peu de temps à ces maladies, en faisant cesser les causes, et en traitant les malades. J'avouerai qu'intérieurement je crus avoir fait une grande découverte dans le traitement de la Morve ; cependant je me déterminai sagement à me taire, en attendant une confirmation de mes succès. La triste occasion de continuer mes expériences se présenta dans les dragons
~~~~~~~~~~~~~~

de l'ex-garde, à la suite de la campagne de Wagram. Nos chevaux, transportés en très-peu de temps et dans la mauvaise saison, de Paris au milieu de l'Espagne, et de là dans la capitale de l'Autriche avaient eu successivement différentes espèces de nourriture. Elle avait été très-mauvaise, particulièrement à Vienne, où l'on fut obligé de couper le seigle épié et dans sa maturité.

De retour à Paris, le régiment eut un service pénible à faire par une constitution atmosphérique constamment humide. Au bout de quelque temps la Morve se déclara sur nos chevaux, et je crus trouver une occasion favorable de confirmer mes premiers succès ; mais malheureusement mes espérances ne se réalisèrent pas. J'étais chargé du dépôt à Versailles ; on y envoyait tous les chevaux affectés de Morve, et je n'ai pu en guérir que quelques-uns, dont plusieurs retombèrent morveux dans un voyage de Hollande. Cependant je parvins à empêcher les ravages de cette maladie dans l'escadron des Vélites, en traitant les chevaux aussitôt qu'ils offraient la plus légère affectation.

La Morve, dans ces chevaux, présentait une marche et des symptômes particuliers ; l'ouverture de ceux abattus, (toujours après un traitement assez long,) ou morts des suites de la maladie, m'a présenté des altérations plus ou moins graves, particulièrement dans la cavité thorachique. Ces observations m'ont conduit à reconnaître deux espèces de Morve bien distinctes, l'une *essentielle* et l'autre *secondaire*. Cette classification a déjà été présentée, mais non d'une manière aussi précise.

J'ai pris pour guide le Traité de l'illustre Chabert : c'est ce qu'on possède de mieux sur la Morve, et mon but n'a été, quant à l'exposé des symptômes, que d'étendre ce qu'il a écrit. Tout ce que je dis, je l'ai observé ; si je puis contribuer à mieux faire connaître la Morve et à mettre sur la voie d'un traitement méthodique, je serai entièrement récompensé de mes peines et des sacrifices que j'ai faits pour le traitement d'une infinité de chevaux morveux.

Je ne parlerai pas de la Morve dans les autres solipèdes, n'ayant pu l'observer fréquemment.

Je saisis cette occasion pour payer à la mémoire du Vétérinaire célèbre que nous avons perdu, lorsque je rédigeais ce petit ouvrage, le tribut de reconnaissance que lui doivent tous les Vétérinaires, et sur-tout ceux qui ont été ses élèves, au moment où il professait encore. Ceux-ci savent que, non seulement, il a été le meilleur Maréchal de l'Europe, mais encore le premier des Vétérinaires. Si une captivité, partage alors de tous les honnêtes gens, si l'âge, les infirmités, si des intrigues dont il fut la dupe, affaiblirent ses dernières années; on doit généreusement tirer le rideau sur ces momens, et ne se rappeler que les services éminens qu'il a rendus à la Science Vétérinaire.

DE LA MORVE.

LA Morve doit être regardée comme un ulcère cancéreux (*a*) de la membrane pituitaire (*b*). Elle a beaucoup d'analogie avec l'Ozene de l'homme : cette dénomination qui lui a déjà été donnée par Lafosse, lui conviendrait mieux que celle de Morve.

Cette maladie chronique, quelquefois aiguë et épizootique, est particulière aux solipèdes; parmi ces animaux, le cheval en est le plus fréquemment affecté.

Quelques auteurs, au nombre desquels se trouve le célèbre Gilbert, dont les Vétérinaires ont à regretter tous les jours la mort

---

(*a*) C'était l'opinion de M. Verrier, mon ami.

(*b*) C'est Lafosse, père, qui, le premier, a reconnu et publié que la membrane pituitaire était le véritable siége de la Morve : avant lui, les Ecuyers et les Maréchaux pensaient que les reins, le foie, la rate, le cerveau, le pulmon, étaient les différents siéges de cette maladie.

Cette erreur, si long-temps accréditée, provenait des connaissances peu étendues qu'ils avaient en Hippotomie, et des ouvertures des chevaux affectés de la Morve que l'on laissait probablement mourir naturellement, et chez lesquels par conséquent la maladie avait produit de grands ravages.

prématurée, lui trouvent une identité parfaite avec le Farcin. Cependant le Farcin est une maladie du système lymphatique, tandis que la Morve affecte particulièrement le tissu organique de la membrane pituitaire. Le Farcin qui se déclare sur cette membrane, présente des symptômes particuliers aux yeux du praticien qui sait distinguer cette affection, de la vraie Morve.

La Morve exerce principalemeut ses ravages dans les régimens de cavalerie, dans les fermes, les postes, les équipages de rouliers. Elle est la suite inévitable des longues campagnes dans lesquelles les chevaux ont bivouaqué en tout temps, et qui ont été nourris de ce que l'on pouvait trouver. Elle désole les pays qui ont été le théâtre de la guerre, ceux où il s'est fait un grand passage de cavalerie et dont les chevaux ont été mis en réquisition pour les transports militaires, etc. La disette et l'augmentation de prix des fourrages, sont causes que ces animaux sont plus mal nourris, quoique soumis à des travaux forcés.

On prétend que les chevaux y sont moins exposés dans le midi que dans le nord. Aucuns des chevaux du régiment n'en furent affectés l'hiver que nous passâmes en Espagne. Un de mes confrères m'assura même que deux chevaux de son régiment, douteux en entrant dans ce pays, y guérirent sans moyens médicamenteux ; cependant je me suis assuré depuis, par le témoignage de plusieurs vétérinaires qui ont fait un séjour assez long en Espagne, que les chevaux de l'armée qui furent exposés aux causes générales qui peuvent produire la Morve, en avaient été affectés.

SYMPTOMES DE LA MORVE.

Ceux regardés comme caractéristiques sont : le flux par un ou deux nazeaux, l'engorgement des glandes lymphatiques maxillaires , les chancres de la membrane pituitaire ; on peut y ajouter la chassie de l'œil correspondant au flux.

Les autres symptômes qui accompagnent ceux-ci, et dont plusieurs ne sont pas moins importans pour confirmer l'existence de la Morve sont : la couleur de la membrane pituitaire, rouge dans le principe, blafarde et épaisse dans la suite ; l'engorgement des vaisseaux de la face ; les hémorragies nazales ; la tuméfaction des os lacrymaux, des os du nez ; des claudications spontanées, mobiles et sans causes apparentes ; l'engorgement des extrémités.

Suivant l'espèce de Morve, les chevaux malades, ou conservent encore long-temps les apparences de la santé, et ont le poil luisant, de la gaîté, de l'appétit; ou, dès le principe, ils ont le poil terne, piqué, la peau adhérente aux os, ils toussent et sont sans appétit: ces derniers symptômes surviennent de même aux premiers lorsque la maladie a fait de grands progrès.

Mais tous ces signes dont la réunion confirme l'existence de la Morve au plus haut degré, sont communs à quelques autres maladies, et il est nécessaire d'établir les différences qu'ils présentent alors, pour éviter des erreurs dont les suites seraient funestes.

Un examen successif des principaux symptômes de cette maladie, servira donc à la mieux faire connaître et distinguer de celles avec lesquelles elle peut avoir quelque ressemblance. Ces maladies sont : *la Gourme*, *les Affections chroniques de la poitrine* connues sous les noms de *Courbature ancienne*, de *Pulmonie*, le *Catarrhe nasal* ou *Morfondure*, le *Farcin*.

DU FLUX.

La membrane pituitaire est continuellement arrosée par une humeur muqueuse, limpide, qu'elle sécrète. Cette sécrétion est augmentée par l'exercice et par différentes affections morbides que peut éprouver cette membrane; mais, dans ce dernier cas , le mode de sécrétion change , et l'humeur plus épaisse, plus abondante , est nommée Flux. On dit qu'un cheval jette , lorsqu'il est affecté de l'écoulement de matière qui constitue le Flux.

Dans la Morve , le Flux n'a ordinairement lieu que par un naseau, surtout dans le principe de la maladie. L'humeur qui le constitue a pour signe caractéristique de s'attacher à l'orifice des naseaux. Ce caractère existe dès le premier moment dans la Morve essentielle, et lors même que le Flux n'est pas encore bien prononcé ; l'exhalaison de la sérosité, en se condensant sur l'orifice des naseaux, y adhère. Suivant les progrès plus ou moins prompts de la maladie, le Flux acquiert une grande consistance, prend une teinte jaunâtre, noirâtre, verdâtre , et devient sanguinolent. Il contracte une odeur désagréable et particulière ; il s'attache de plus en plus à l'orifice des naseaux qu'il fronce, corrode et ulcère. Dans quelques cas , le Flux est d'un jaune safran , grumeleux, nageant dans une sérosité abondante de la même couleur.

Dans la plupart des sujets, l'écoulement est continuel et augmente par l'exercice ; dans quelques-uns il est intermittent, et n'a lieu que par intervalle ; alors ce sont les sinus frontaux maxillaires qui sont le siége du mal, et j'ai remarqué que dans ce cas, la maladie parcourait ses périodes moins promptement, et que le Flux conservait plus long-temps un meilleur caractère. On s'assure de la plénitude des sinus par la percussion.

Vers la fin de la maladie, le Flux existe souvent par les deux naseaux.

Dans *la Gourme*, le Flux est homogène, lié, épais, blanc ; il ne s'attache pas, son odeur n'est point désagréable, il est accompagné de toux, fièvre, tristesse ; cependant dans quelques *Gourmes malignes* la matière est jaunâtre, grumeleuse.

Dans le *Catarrhe nasal* ou *Morfondure*, le Flux a également lieu par les deux naseaux, il est peu épais, séreux et ne s'attache pas.

Dans les *Affections chroniques de la poitrine*, la matière est plus consistante que dans le cas précédent, elle n'est pas adhérente, et l'écoulement existe par les deux naseaux.

L'expectoration spontanée d'une matière plus consistante, grumeleuse, et qui est le produit d'une *vomique* ou *abcès* du poulmon, ne peut occasionner d'erreur.

On ne saurait non plus se méprendre dans le cas d'*Angines catarrhales*. Le Flux glaireux et semblable à du blanc d'œuf, est accompagné d'une toux forte avec difficulté de respirer.

DE LA CHASSIE.

Dans la Morve, cette humeur que l'on remarque au grand angle de l'œil correspondant au flux, est épaisse, adhérente et corrodante.

Dans la *Fluxion périodique*, les larmes plus abondantes à l'œil momentanément affecté, corrodent aussi, mais ne sont pas adhérentes et ne sont pas épaissies.

DE L'ENGORGEMENT DES GLANDES.

Les glandes lymphatiques maxillaires destinées à reporter dans la masse de la circulation une partie des humeurs de la membrane pituitaire, participent à l'état maladif de cette membrane ; cet état se manifeste par un engorgement qui présente quelques différences suivant le genre d'affection. On appelle cheval glandé, celui chez lequel cet engorgement a lieu.

Dans la *Morve*, le cheval n'est glandé que

d'un seul côté, de celui répondant au flux. Cependant, dans quelques cas, l'engorgement existe des deux côtés. La glande, petite dans son principe, augmente promptement de volume ; elle est circouscrite, sensible, adhérente à l'os, et n'a aucune tension à abcéder.

Dans la *Gourme*, les glandes ne sont pas particulièrement engorgées, mais elle peuvent participer à un état inflammatoire du tissu cellulaire de la cavité glossienne, qui est alors le siége d'une tumeur critique plus ou moins volumineuse, tendant à abcéder.

Dans le *Catarrhe nasal*, les glandes sont rarement engorgées, cependant le cas existant elles le sont ordinairement des deux côtés, et alors elles sont petites, roulantes, insensibles.

Elles ont le même caractère dans les affections chroniques de la poitrine.

Le *Farcin* peut aussi occasionner l'engorgement des glandes, et cet engorgement a le plus souvent lieu d'un seul côté, mais la glande affectée est moins adhérente, moins circonscrite, elle est tuberculeuse et abcède souvent.

Dans quelques chevaux à la pousse des crochets, il survient parfois l'engorgement

d'une glande d'un seul côté ; cet engorgement qui , par sa dureté , son adhérence , a
quelques rapports avec celui de la Morve , s'en
distingue par une sensibilité très-vive et par
la matière qui se forme promptement.

DES CHANCRES.

Ils consistent dans une solution de conti-
nuité d'un tissu désorganisé.

Dans la Morve , les chancres apercevables
à l'œil sont ordinairement petits , circonscrits ,
peu profonds , les bords n'en sont point calleux : quelquefois ils sont nombreux et paraissent se réunir ; ils n'existent aussi que
dans la cavité par laquelle le flux a lieu. (*a*)

Dans la *Gourme bégnine ,* il n'existe pas
de chancres , dans les *Gourmes malignes* et
et très-*aiguës,* il s'en forme souvent une très-
grande quantité.

Dans les *Affections chroniques de la poitrine* ; on peut voir , mais très-rarement, dans
les deux cavités nasales, de très-petits chancres
sans profondeur , qui disparaissent promptement pour faire place à d'autres.

____

(*a*) Ces chancres, apercevables à l'œil, ne sont que symp-
tomatiques de ceux très-étendus qui constituent la maladie et
qui affectent la partie supérieure de la membrane pituitaire.

Le *Farcin* s'établit aussi sur la membrane pituitaire et y forme des ulcères profonds , larges , dont les bords sont renversés , calleux , souvent ces chancres perforent la cloison cartilagineuse : cependant ils peuvent être plus petits , alors en plus grand nombre , se tenant de près sur un rang en forme de chapelet. Ils ne sont pas ordinairement accompagnés de flux , et c'est ce qui a fait dire que tous les chevaux morveux ne jetaient pas.

On se gardera bien de prendre pour de véritables chancres , des érosions faites sur la membrane pituitaire par des gens de mauvaise foi ; ces érosions superficielles , d'une figure irrégulière peuvent faire naître quelques autres symptômes de la Morve , mais qui disparaissent promptement et sans traitement.

Il n'y a que des personnes entièrement étrangères aux premiers élémens de l'anatomie , qui puissent prendre pour des chancres les orifices inférieurs des conduits lacrymaux.

DE LA MEMBRANE PITUITAIRE.

Cette membrane, siége de la maladie , dans l'état de santé est d'un rose pâle et humectée d'une humeur muqueuse limpide.

Dans la *Morve*, au principe elle est plus rouge, couleur qui annonce son état inflammatoire, mais cet état qui précéde le flux et l'engorgement des glandes est très-court. Le systême veineux qui paraît le plus particulièrement engorgé lui donne une teinte violette marbrée, puis elle devient pâle, molle, souvent jaunâtre, son épaisseur augmente. Ces phénomènes se remarquent du côté affecté, l'autre n'y participe sensiblement que vers la fin de la maladie.

Dans la *Gourme*, cette membrane est d'un rouge plus vif, la consistance est la même que dans l'état naturel ; cependant dans la *Gourme maligne*, elle peut devenir et plus épaisse et plus molle.

Dans le *Catarrhe nasal*, l'état de la membrane pituitaire ne peut avoir d'analogie avec celui de la Morve, que lorsque le catarrhe est, devenu chronique (*a*), cette membrane est comme dans les affections chroniques de la poitrine, plus ou moins pâle, plus ou moins épaisse.

MARCHE DE LA MALADIE.

Le flux est toujours, aux yeux de l'homme

____

(*a*) Cette espèce de catarrhe dégénère fréquemment en Morve.

de l'art exercé, le premier symptôme qui se montre ; il est vrai qu'il ne paraît souvent que par une pellicule desséchée au pourtour des naseaux. Les glandes, dont l'affection ne peut être que secondaire à celle de la membrane pituitaire, s'engorgent promptement, et souvent le cheval paraît glandé avant de jeter ; ces deux symptômes sont souvent stationaires, et ce n'est que quelque temps après que les chancres paraissent. Dans la Morve essentielle, la maladie peut, pendant beaucoup de temps, même des années, ne pas faire de grands progrès, et l'animal malade être susceptible d'un service actif. Dans la Morve secondaire, l'animal déjà affaibli par des lésions antérieures, succombe plus promptement. Dans la Morve aiguë, les principaux symptômes se montrent en même temps et la maladie parcourt ses périodes rapidement.

Monsieur Chabert reconnaît trois temps ou degrés dans cette maladie. Dans les deux premiers, le flux et l'engorgement des glandes ont lieu. Ce n'est qu'au moment où l'animal malade est chancré, qu'il est reconnu morveux et dans le dernier degré de la maladie. Jusque-là on le regarde simplement comme douteux.

AUTOPSIE CADAVÉRIQUE.

Les chevaux affectés de cette terrible maladie, ou succombent, ou sont sacrifiés, lorsque la Morve, bien constatée, ne laisse plus d'espérance de guérison. Les lésions que l'on remarque à l'intérieur varient suivant le genre de mort , et encore suivant l'espèce de Morve.

Dans les chevaux sacrifiés et affectés de Morve essentielle , les désordres se bornent ordinairement aux cavités nasales. La membrane pituitaire, plus épaisse, est ordinairement parsemée de chancres qui sont très-étendus à la partie supérieure. Les sinus maxillaires et les cornets du nez sont souvent remplis par la matière, que j'ai vue, une fois, désséchée et concrétée.

Dans la cavité thorachique, les glandes bronchiques sont toujours plus ou moins engorgées , les poulmons offrent aussi quelquefois des altérations qui sont constantes, lorsque la Morve est secondaire ; elles consistent dans l'émaciation de cet organe , dans des adhérences, des tubercules, des concrétions. Les autres cavités ne présentent en général rien de particulier dans les organes qu'elles renferment.

·Mais dans les chevaux qui ont succombé naturellement , les ravages sont plus considérables , la membrane pituitaire est détruite dans une partie de son étendue , la cavité nasale, siége de la maladie, est parfois oblitérée par l'épaisseur qu'a acquise la membrane ; les cornets, les sinus sont remplis de matière , les os ethmoïde , lacrymal , les cornets sont amincis et cariés; les chancres se prolongent sur la membrane muqueuse de la trachée et des bronches.

Dans la cavité thorachique , les glandes bronchiques sont engorgées , contiennent une matière purulente jaune ; les poulmons émaciés sont adhérens, tuberculeux et remplis de concrétions.

Dans l'abdomen , le foie est comme cuit, il se déchire facilement, son volume est augmenté , et j'ai remarqué à sa surface les vaisseaux lymphatiques engorgés ; les glandes et les vaisseaux de ce système se trouvent pareillement engorgés dans le mésentère.

Les reins, plus volumineux que dans l'état naturel , offrent quelquefois des foyers de suppuration.

DES CAUSES.

Monsieur Richerand, dans sa Nosographie chirurgicale, établit pour différence du corriza à l'ozene la cause irritante, qu'il regarde comme simple dans le corriza et spécifique dans l'ozene : cet irritant spécifique est, selon ce savant auteur, un virus dartreux, scrophuleux, etc. Ce raisonnement ne serait-il pas applicable à la Morve, surtout à la Morve essentielle ; et ne pourrait-il pas exister un virus d'une nature encore inconnue, appelé sur la membrane pituitaire par une cause occasionnelle?

Les causes occasionnelles sont récentes ou anciennes. Il est nécessaire de rechercher quelles espèces de causes ont pu donner lieu à la Morve, pour mieux distinguer l'espèce de Morve que l'on a à traiter, et connaître le traitement qui lui convient.

Causes récentes. La contagion (*a*) qui peut

(*a*) En plaçant la contagion au premier rang des causes de la Morve, c'est admettre que cette maladie est contagieuse : néanmoins je suis loin de penser qu'elle le soit autant qu'on l'a généralement cru, et que ce soit le moyen le plus ordinaire de sa propagation. Monsieur Chabert, qui avait regardé la Morve comme très-contagieuse, est revenu avoir lieu par la communication d'animaux

---

lui-même de cette erreur. Des chevaux non morveux que j'ai fait communiquer avec d'autres infectés de la Morve, et dans une infirmerie destinée depuis long-temps pour cette maladie, ne l'ont pas contractée.

C'est le système absorbant qui est la voie ordinaire de l'intromission de tout virus contagieux; et des observations particulières m'ont démontré que les selles et autres harnois infectés de la crasse des chevaux morveux, communiquaient plus sûrement cette maladie à ceux qui les portaient et dont ja transpiration était augmentée par un exercice plus ou moins fort, que le séjour de ces animaux dans des écuries dont les rateliers et la mangeoire étaient couverts de la matière désséchée de la Morve.

Quoi qu'il en soit, ce n'est nullement à la contagion qu'il faut attribuer le grand nombre de chevaux qui, quelquefois, deviennent morveux dans un régiment, une ferme etc.; mais bien à une cause générale, que l'on reconnaîtra facilement en faisant des recherches sur la constitution athmosphérique, sur le fourrage, le travail, les localités etc. Si la contagion était le principal agent, peu de chevaux seraient affectés à la fois. Ils ne deviendraient morveux qu'à la suite les uns des autres, en commençant par les voisins du cheval malade : mais il n'en est pas ainsi, et j'ai vu, dans pareil cas, cette maladie attaquer indistinctement des chevaux plus ou moins éloignés, tandis qu'entre eux les autres restaient sains. Il arriverait encore que les premiers malades enlevés, la maladie cesserait; mais l'expérience prouve que ces moyens ne sont pas suffisans, et qu'il faut détruire les causes générales pour obtenir du succès. Je répète donc avec une intime persuasion que, dans pareil cas, si on se borne aux seuls moyens de prévenir la contagion, on sera cause de la perte d'une grande quantité de chevaux.

malades avec les sains, par le séjour de ceux-ci dans des lieux habités précédemment par des chevaux infectés, par l'usage des harnois et des instrumens à panser; l'inoculation peut encore propager la maladie.

Les arrêts subits de transpiration , le passage brusque d'une température chaude à une

---

Les opinions poussées à l'extrême sont toujours dangereuses : regarder la Morve comme nullement contagieuse , c'est inspirer une sécurité qui peut occasionner beaucoup de maux; la regarder comme essentiellement contagieuse , et parconséquent comme atteint de la Morve tout cheval qui aura habité avec d'autres morveux , c'est donner lieu à des accidens aussi pernicieux que dans le premier cas.

D'après cette opinion, qui a été celle des écoles, qui est encore celle de beaucoup de praticiens , on a fait abattre la presque totalité des chevaux de quelques régimens , on ordonne journellement l'abattage prématuré des chevaux suspectés de Morve. Qu'arrive-t-il ? Les propriétaires cachent leurs chevaux chez lesquels ils reconnaissent les premiers symptômes de Morve , ne les font pas traiter dans le principe peur d'en être privés et par là peuvent infecter leurs écuries, leurs harnois. Il en serait sans doute autrement , s'ils savaient qu'en prenant des précautions relativement à la contagion, on peut espérer de guérir la Morve, et plus sûrement dans son principe que lorsqu'elle a déja parcouru plusieurs de ses périodes. Si , dans les grandes villes , il existait sous la surveillance de la police , un établissement où l'on traitât les animaux affectés de maladies contagieuses, il en résulterait un grand avantage pour leurs propriétaires.

froide et humide , des ablutions froides et copieuses lorsque le cheval est en sueur, ou que, dans l'hiver , il rentre couvert de boue. Cette pratique a des suites encore plus funestes pour les chevaux de troupe qui sont rentrés sans être bouchonnés et sur lesquels on ne met pas de couvertures ;

La poussière qui s'élève sur les routes et dans les manœuvres ;

Les coups sur la tête et plus particulièrement sur les os du nez ;

La carie d'une dent molaire , les ulcères qui en résultent par l'introduction et le séjour des alimens.

Causes anciennes. Ce sont toutes celles qui répétées peuvent diminuer le ton de la machine, et la jeter dans l'apauvrissement : tels sont un travail plus ou moins continu lorsque les chevaux ne sont pas suffisamment nouris , ou qu'ils sont exposés long-temps aux intempéries de l'air; des alimens d'une mauvaise nature , qui sont avariés, couverts de poussière ; la transition subite , souvent répétée d'une espèce d'aliment à une autre , aggravée encore par le changement de climat ;

Des habitations mal-saines, entourées d'eaux stagnantes ; plus basses que le sol qui les en-

vironne ; dans lesquelles l'air n'est pas re-
nouvelé , qui sont voisines d'égoûts , de puisards, quelquefois construites dessus ;

Dans les écuries très-vastes , les places qui
font face aux portes , ou qui sont exposées
aux courants d'air toujours existant dans ces
écuries.

De longues maladies , d'autres qui servaient
d'exutoires guéries sans le secours d'un traitement interne , telles que les poireaux, les eaux
aux jambes , les crapauds , la gale , le farcin,
et principalement les gourmes mal traitées.

DES ESPÈCES DE MORVE.

En reconnaissant une infinité d'espèce de
Morve , Lafosse est entré dans un labyrinthe
dont il n'a pu sortir sans se mettre en con-
tradiction avec lui-même.

Les Vétérinaires qui , pendant long-temps,
ont regardé, suivant la doctrine des écoles,
la contagion comme la cause unique de la
Morve , n'ont dû reconnaître qu'une seule
espèce de Morve.

Cependant la marche des symptômes , l'é-
tude des différentes causes qui ont pu déve-
lopper cette maladie , l'ouverture des différens
animaux qui ont succombé ou que l'on a fait

abattre, les différens succès obtenus, auraient
dû faire penser que cette maladie pouvait
présenter des différences dans certains cas :
quelques auteurs s'en sont aperçus. Monsieur Chabert parle de la Morve commu-
niquée et de celle acquise par différentes
causes ; Malouin, Paulet reconnaissent aussi
qu'il existe des Morves d'espèces différentes.

Je crois que l'on peut reconnaître deux
espèces de Morve bien distinctes; l'une *essentielle* et l'autre *secondaire* ou *symptomatique*.

C'est dans la Morve *essentielle* que l'on
peut présumer, avec beaucoup de raison, qu'il
existe un virus quelconque, appelé sur la
membrane pituitaire par une des causes occasionnelles récentes dont nous avons fait men-
tion. Les apparences de la santé brillent chez
les chevaux affectés de cette espèce de morve, et ils pourraient rendre un bon service si
la crainte de la contagion ne les faisait sé-
questrer.

La Morve *secondaire*, acquise par des causes existant depuis long-temps, se distingue
de *l'essentielle* par le mauvais état des animaux au moment de l'invasion de la maladie. Ils ont le poil terne, piqué, sont dans
un état de maigreur, affectés de toux et
manquant d'appétit.

L'autopsie cadavérique vient encore à l'aide du Vétérinaire chargé de traiter une écurie considérable sur laquelle règne la Morve.

Je pense que cette division bien simple peut suffire et favoriser les progrès de la connaissance d'un traitement méthodique.

Je ne parlerai pas de la Morve épizootique que je n'ai pas eu occasion de traiter ; elle est toujours très-aiguë et présente des caractères particuliers selon les lieux et les circonstances dans lesquels elle se présente.

Maladies compliquant la Morve.

Les plus ordinaires sont celles qui affectent les organes de la respiration, et c'est ce qui constitue la *Morve secondaire.*

Le farcin peut exister en même temps que la Morve. Monsieur Chabert tirait un bon augure , lorsque le farcin paraissait succéder à la Morve ; et c'est un fâcheux pronostic , selon lui , lorsque la Morve vient compliquer le farcin.

Je ne me rappelle pas d'avoir vu la Morve compliquée de la gale , des eaux aux jambes, du crapaud , dans une circonstance où ces maladies affectaient diversement plusieurs chevaux qui avaient partagé les mêmes causes.

4

DE LA CURABILITÉ DE LA MORVE.

La Morve est généralement regardée comme incurable, et par le public et par la plupart des Vétérinaires.

Le peu de succès réels obtenus, le grand nombre d'expériences infructueuses, les promesses hardies de quelques charlatans, démenties par l'expérience, servent de fondements à cette opinion.

Cependant cette maladie, par son caractère, n'offre pas de raisons valables qui puissent la faire considérer comme absolument incurable; il n'y a que la difficulté de porter les remèdes sur le mal même, qui rend son traitement si difficile et si souvent infructueux.

Aussi dirai-je avec Monsieur Chabert que la Morve est curable, mais non dans tous les cas; et que le prix de son traitement, sa longueur, son incertitude en raison de ses causes et de ses progrès rapides, la crainte des maux que la communication peut faire naître, doivent rendre très-circonspect sur le choix des animaux que l'on peut espérer de guérir, et pour lesquels on peut entreprendre un traitement.

Cette opinion très-sage est confirmée par le raisonnement et l'expérience.

En considérant le siége de la maladie, on voit un organe très-sensible, très-composé, très-délicat, abondamment fourni de nerfs et de vaisseaux, tapissant des cavités dont la plus grande étendue est soustraite à l'application des topiques, et qui est en rapport intime avec un des principaux viscères.

En examinant le genre, on reconnaît une affection locale très-dangereuse, ayant pour caractère la désorganisation du tissu organique, siége de la maladie. On connaît le peu de succès qu'obtient la médecine humaine dans les affections du même genre.

Ne connaissant pas encore bien la nature de la Morve, il serait difficile de déterminer si l'une des deux espèces est plus susceptible de guérison. On doit croire, et l'expérience a paru me le prouver, que plus la maladie est aggravée par les signes qui la mettent dans la Morve secondaire, et plus la guérison est douteuse. Cependant j'ai observé que, dans ce cas, il se manifestait plus promptement un changement en mieux, que quelques symptômes disparaissaient, mais qu'en même temps il se formait une métastase sur la poitrine, qui déja affaiblie se remplissait, et le cheval est souvent enlevé par un hydrothorax.

Une vérité bien triste et démontrée par l'expérience , est que , dans le nombre des chevaux guéris, surtout dans ceux affectés de la Morve secondaire , beaucoup retombent malades pour peu qu'ils soient de nouveau exposés aux causes qui avaient déja développé cette maladie, et cette rechute est encore plus fréquenté chez les chevaux de la troupe, pour lesquels il n'est pas toujours possible de suivre un régime convenable.

En faisant le tableau fidèle des difficultés que l'on rencontre dans le traitement de la Morve, mon intention n'est pas de ralentir le zèle des Vétérinaires , mais de les engager à agir avec beaucoup de prudence, les entreprises hasardées ne pouvant avoir que des suites funestes pour la gloire et le profit de l'art.

TRAITEMENT DE LA MORVE.

Si la Morve reconnaissait pour cause un virus particulier, ce serait dans la classe des spécifiques qu'il conviendrait de chercher un traitement pour cette maladie. Et déja les nombreuses tentatives faites par l'art et l'empirisme seraient couronnées de succès ; mais aucunes des expériences tendant à ce but n'ont eu de réussite. Ce n'est donc que par une marche méthodique, en remplissant les différentes indications que présente la maladie, que l'on pourra espérer quelques fruits de ses travaux.

La Morve peut être combattue par des moyens internes et externes : ce qui constitue deux traitements, l'un interne et l'autre externe, que le Vétérinaire doit savoir allier à propos.

Le *Traitement interne* doit être modifié en raison de l'espèce de Morve. Les toniques, qui généralement paraissent agir avec le plus de succès, ne peuvent être employés sans de grands ménagemens, lorsque les autres organes, et particulièrement le poulmon, sont fortement affectés. Il est donc nécessaire d'établir un traitement interne particulier pour chacune des deux espèces de Morve.

Traitement interne de la Morve essentielle. Ce n'est que dans cette espèce de Morve, que l'on peut reconnaître l'inflammation de la membrane pituitaire, et ce n'est que dans cet instant très-court que la saignée est indiquée comme moyen curatif. Elle doit être copieuse et l'ouverture du vaisseau sera large. Le dégorgement de la membrane pituitaire en sera plus facile. Monsieur Chabert, dans ses leçons , conseillait même d'ouvrir les sinus veineux de cette membrane. On donnera ensuite des médicamens qui augmentent le ton et qui portent à la transpiration. Les poudres de racine de gentiane, d'écorce de saule, le sulfure d'antimoine, le souffre sublimé peuvent remplir ce but. On incorpore ces substances avec le miel et l'on en forme des électuaires que l'on fait prendre le matin à jeun. La dose, pour les poudres de gentiane et de saule, est de quarante-cinq grammes à soixante-quatre, et de seize à quarante-cinq grammes pour le sulfure d'antimoine et le souffre sublimé. Ce traitement continué plusieurs jours, met souvent fin aux premiers symptômes ; mais si la maladie persiste, que les symptômes deviennent plus en plus graves, ou si l'on n'est appelé qu'au moment où la maladie est déja avancée ; qu'au flux et à l'engorgement des glandes il se joigne des chancres, il faut des moyens plus actifs : j'ai employé dans ce cas, avec assez d'avantage, l'ammonium (gomme ammoniaque), le sulfate de potasse et le tartrate antimonié de potasse. La première de ces substances à la dose de trente-deux à quarante-cinq grammes, et la dernière de quatre à six grammes. On triture facilement l'ammonium dans un mortier de fer, en y mettant conjointement le sulfate de potasse et très-peu d'eau. Il se forme une pâte blanchâtre, on y ajoute alors du tartrate antimonié de potasse et quantité suffisante de miel pour former un électuaire. On peut encore réduire l'ammonium en poudre, mais difficilement, et en former de même un électuaire avec les autres substances et du miel.

Au bout de quelques jours de l'emploi de ce traitement, le flux prend un meilleur caractère, il diminue, devient moins adhérent, les chancres se cicatrisent et les glandes se fondent. Le poil devient plus beau et la transpiration est plus abondante. Il est rare que, telle avancée que soit la Morve, ce traitement n'apporte pas un changement favorable, au moins momentané.

Le muriate sur-oxigené de mercure (sublimé corrosif) a été vanté; beaucoup de Vétérinaires l'employent ; il agit quelquefois avec succès; je l'ai donné jusqu'à la dose d'un gramme. On le fait dissoudre dans de l'eau distillée, dont on humecte du son, de l'avoine. On peut encore l'administrer dans un breuvage approprié à l'état du cheval. J'ai remarqué que par son emploi long temps continué, les chevaux maigrissaient et tombaient dans le marasme. On ne doit donc s'en servir qu'avec prudence.

J'ai fait prendre en décoction, dans un litre de vin , seize à trente-deux grammes de tabac à fumer. Un cheval soumis à ce traitement était fortement glandé, le flux était adhérent et verdâtre. Le traitement continué pendant une quinzaine de jours , parut avoir du succès et les symptômes disparurent ; mais le cheval devint étique et mourut au bout de quelques mois. Ce moyen ne m'a pas réussi dans d'autres cas. Monsieur Pagnier, Vétérinaire à Paris, l'a mis en usage sur plusieurs chevaux et avec des succès différens.

Traitement interne de la Morve secondaire. Dans cette espèce de Morve, on a de plus à combattre une autre affection primitive , ce sont presque toujours les poulmons qui sont lésés ; la saigné est contre-indiquée, les poudres de réglisse , de gentiane, de saule doivent être données incorporées dans le miel ; on peut y ajouter, suivant l'état des forces du cheval, l'oxide d'antimoine hydro-sulfuré (kermes minéral) jusqu'à la dose de huit grammes , le souffre sublimé et le sulfure d'antimoine à petites doses. Le tartrate de potasse antimonié est la substance avec laquelle j'ai remplacé avantageusement l'oxide d'antimoine hydro-sulfuré, dans le cas où ce médicament très-cher est indiqué.

Ce ne sera qu'avec beaucoup de précaution et à la suite d'un mieux bien caractérisé, que l'on mettra en usage le traitement indiqué pour la Morve essentielle, en ayant soin de diminuer les doses.

Comme je l'ai déja observé, les symptômes de la Morve secondaire paraissent céder plus promptement au traitement; mais ce mieux apparent est souvent trompeur, et l'on ne pourra avoir des espérances fondées que lorsqu'il y aura en même temps retour d'appétit, diminution de la toux, bon état du poil, souplesse de la peau.

Le traitement auquel le docteur Malouin soumit, en 1759, plusieurs chevaux de l'écurie du Roi, peut convenir dans la Morve secondaire, et il paraît que c'était de cette espèce de Morve dont ces chevaux furent attaqués : il leur faisait prendre de la pervenche et de l'œthiops antimonial (a) il y joignait l'usage fréquent des purgatifs.

_____

(a) Union du sulfure d'antimoine et du mercure, par la trituration ou la fusion.

On doit être réservé sur l'emploi des purgatifs : on a remarqué qu'ils diminuaient
momentanément le flux, qui ne tardait pas à
reparaître avec plus de force.

Régime.

Le régime diététique doit être scrupuleuse-
ment observé. Très-peu de foin, de bonne
paille, demi-ration d'avoine et de l'eau blanche
constitueront la nourriture du cheval affecté
de Morve essentielle. Dans la Morve secondaire,
on supprimera totalement le foin, et la quantité d'avoine sera relative à l'état du cheval.

Le pansement de la main se fera exactement
deux fois par jour; la promenade peu longue
d'un jour à l'autre.

Traitement externe. Ce traitement doit être
sagement combiné par l'homme de l'art avec
le traitement interne, il consiste dans l'emploi
des moyens qui peuvent détourner l'humeur
de la partie essentiellement lésée et dans les
topiques avec lesquels on peut changer plus
ou moins directement le mode d'action de
cette partie.

Les sétons ont été mis en usage pour
remplir le premier but. C'est sur une des faces
de l'encolure, quelquefois sur les deux que

l'on les établit ordinairement , ils doivent être
en nombre suffisant, eu égard à l'irritabilité de
l'animal, pour opérer une forte réaction. Si le
cheval est très-irritable , il faut, suivant le conseil
de Monsieur Chabert , les poser à différentes
reprises. C'est dans le principe du mal que
l'on doit les employer. Quelques Vétérinaires
les mettent au poitrail. Cette place paraît plus
convenable dans le cas de Morve secondaire.

L'usage des sétons a été blâmé, leur effi-
cacité révoquée en doute; Monsieur Chabert
dit au contraire en avoir obtenu de grands
effets. Quant à moi, j'avouerai n'avoir pas
remarqué de changemens notables à la suite
de leur emploi.

Dans le cas de Morve secondaire , je
propose, pour les remplacer, un moyen dont
je me sers journellement avec un avantage
marqué chez les animaux affectés de maladies
chroniques de la poitrine, maladies qui pré-
cèdent et accompagnent la Morve secondaire.
Ce sont trois ou quatre pointes de feu appli-
quées profondément de chaque côté de la
poitrine dans l'intervalle des côtes, au-dessous
de la veine thorachique. En même temps
que l'irritation qui en résulte peut détourner
l'humeur des parties affectées, l'action stimu-

lante de ce remède est de longue durée et se communique au viscère particulièrement malade ; l'application du feu a encore l'avantage de ne pas donner une suppuration aussi abondante que celle produite par les sétons.

Les remèdes qui remplissent le second but, sont ceux particulièrement employés par les Lafosse, qui paraissent avoir totalement négligé le traitement interne. Ils consistent dans les fumigations, les injections, les vapeurs dirigées dans les cavités nasales, les opérations propres à les faire parvenir plus immédiatement, les frictions et applications d'onguent, le feu.

Les fumigations et les injections émolientes ont été vantées, cependant leur emploi, ne doit être que de courte durée, ou bien on augmenterait la laxité de la membrane pituitaire, on doit donc préférer, même dès le principe, celles qui sont détersives et qui donnent du ton, mais l'indocilité générale des chevaux en rend l'administration assez difficile ; les injections ne parviennent pas non plus à la partie supérieure des cavités : aussi j'ai remarqué que presque tous ces moyens sont inutiles, même quelquefois nuisibles, en mettant l'animal malade dans un état violent; leur effet, d'ailleurs, est de courte durée.

La décoction de son, les vapeurs de son bouilli, la première décoction d'orge, dans laquelle on met quelques goûtes d'acétate de plomb liquide, remplissent ces indications (1).

Dans le cas où la matière est très-abondante et très-corrosive, des lotions fréquentes avec une éponge à l'orifice des cavités nasales, sont très-utiles.

Pour attaquer plus directement le siége de la Morve, Lafosse pratiquait l'opération du trépan; il a remarqué que les grandes ouvertures étaient nuisibles, en mettant trop en contact avec l'air, la partie supérieure de la membrane pituitaire : il recommande donc de faire l'opération avec une mèche ordinaire; dont le calibre soit assez fort pour permettre l'introduction du canon d'une seringue à injection. J'ai pratiqué cette opération sans succès. Je la crois néanmoins utile lorsque les sinus sont remplis de matière.

Le trépan a encore donné l'occasion d'introduire un séton dans la cavité nasale infectée, on doit enduire la mèche d'une substance appropriée.

____

(1) L'eau de chaux sur laquelle on avait conçu des espérances ne m'a donné aucuns résultats avantageux.

Parmi les fumigations indiquées, celles de camphre proposées par M. Ligneau, doivent mériter la préférence, j'y ai soumis un cheval morveux, dont la maladie s'est terminée heureusement après deux mois de traitement. Cependant je ne puis rien affirmer sur les effets du camphre, ne m'étant pas arrêté à ce seul remède. Déjà je m'étais servi avec succès de ces fumigations pour un cheval cornard des suites d'une angine devenue chronique.

J'ai éprouvé de très-bons effets de l'inspiration de la poudre très-fine de charbon de bois. C'est M. Waldenger, professeur à l'Ecole Vétérinaire de Wienn, qui annonce ce remède. Il en conseille l'usage pendant une quinzaine de jours au moins. J'ai vu par ce traitement les chancres se cicatriser et le flux devenir plus fluide et cesser par degré ; on doit exercer préalablement le cheval pour accélérer la respiration, après quoi on lui met la tête dans un petit sac contenant du charbon de bois réduit en poudre très-fine. On remue le fond du sac pour élever la poussière, qui s'introduit dans les cavités nasales et se fixe sur la membrane pituitaire.

La cautérisation des chancres, soit par le

cautère actuel, soit par les caustiques, est ordinairement suivie de leur cicatrisation. M. Collaine remarque, avec raison, que la cautérisation des chancres inférieurs suffit pour obtenir la cicatrisation de ceux situés plus haut et que l'on ne peut atteindre. On peut expliquer ce phénomène que j'ai aussi observé, par l'action que le cautère communique à toute la membrane. Outre les moyens par lesquels on agit directement sur la membrane pituitaire, il en est encore d'autres qui ont un effet plus ou moins immédiat, tant sur les glandes engorgées que sur la membrane pituitaire. Plusieurs de ces moyens sont généralement mis en usage par les praticiens.

Dans le principe de la maladie, une application d'onguent vésicatoire ou d'onguent mercuriel, ou mélange de parties égales de ces deux onguents sur la glande, la fait souvent disparaître, en même temps qu'un traitement interne méthodique concourt à la cure radicale.

L'extirpation de la glande doit être regardée comme une opération absurde, son engorgement n'étant qu'un symptôme consécutif de la maladie.

Lorsque la maladie est avancée et que la

membrane pituitaire est plus épaisse, il faut recourir à des remèdes plus actifs. M. Chabert ordonne les frictions de teinture de cantharides sur le chanfrein que l'on aura eu soin de lotionner précédemment avec de l'eau tiède vinaigrée. On doit avoir l'attention de ne pas laisser pénétrer de cette liqueur dans les yeux, on recouvre le chanfrein de plumasseaux imbibés de teinture, on les maintient par un bandage. Le flux augmente momentanément, mais prend un meilleur caractère et cesse après avoir diminué graduellement.

Un topique beaucoup plus actif, est une couche d'un fort onguent vésicatoire appliqué sur la tête et son attache, après les avoir rasées, en laissant les yeux, les naseaux et les lèvres, entourés d'une suffisante étendue de poils pour les préserver du vésicatoire ; les premiers jours, la tête devient énorme, le cheval a plus ou moins de peine à manger, le flux augmente quelquefois. Cependant la suppuration qui s'est établie opère le dégorgement de la tête, la fonte de la glande et la diminution du flux. On peut réitérer ce topique, si l'effet du premier n'a pas été suffisant, on doit y préparer le cheval par une ou plusieurs saignées, en raison de son irritabilité, les autres parties du traitement ne doivent être suspendues seulement que pendant le grand effet du vésicatoire.

M. Chabert conseille de mettre des raies de feu sur le chanfrein pour compléter la cure et communiquer à la membrane pituitaire, une action tonique capable de la préserver de toute récidive (1).

Il existe beaucoup de traitemens particuliers annoncés comme spécifiques, que l'expérience a jugés et dont il est inutile de parler, je me contente de citer les différens remèdes que j'ai employés et dont j'ai reconnu les bons effets.

Traitement préservatif. Il n'y a réellement pas de traitement préservatif de la Morve : l'élixir du Baron de Sindt n'a pas fait fortune malgré le rang de son inventeur. Cependant il est des précautions à prendre, soit pour empêcher la propagation de la Morve, soit pour en préserver ceux qui ont communiqué avec les malades, ou qui ont été soumis aux mêmes causes qui l'ont fait déclarer dans plusieurs des animaux qui composent une poste, etc.

Le meilleur moyen pour empêcher la pro-

---

(1) J'ai cautérisé ainsi un cheval ayant eu tous les symptômes de la Morve, et dont le traitement avait duré trois mois, il a depuis fait un service très-actif sans rechûte.

pagation, est le sacrifice des animaux qui en sont atteints ; c'est la mesure que l'on doit prendre lorsque le cheval affecté est de peu de valeur, que la maladie a fait des progrès rapides, et que l'on manque des localités nécessaires pour isoler l'animal malade ; un régiment en marche ne doit pas hésiter à prendre ce parti à l'égard des chevaux qui peuvent devenir douteux pendant la route.

La désinfection des harnois, des écuries, empêche aussi les effets de la contagion ; j'en parlerai plus loin.

Lorsque plusieurs chevaux d'une même écurie se trouvent attaqués de la Morve, on doit faire un examen sérieux de toutes les causes qui ont pu la faire naître, et en les faisant cesser, on met souvent fin promptement à la maladie, surtout pour la Morve essentielle dont les causes sont toujours récentes.

Sont-ce les localités ? On y remédie, soit en pratiquant des jours, soit en détournant les ruisseaux, les égoûts, en comblant les puisards qui sont proches des écuries, soit en élevant le sol, en le repiquant à une profondeur suffisante, en enlevant une partie des terres et en rapportant des neuves, particulièrement des terres salpêtrées.

Sont-ce les alimens ? On les remplace par d'autres de meilleure qualité, et dans le cas où cela est impossible, on en corrige les effets pernicieux, en les secouant, les faisant sécher, les arrosant d'eau salée, en acidulant les boissons, etc.

Si la cause se trouve dans l'air atmosphérique dont la constitution aura été long-temps humide, les chevaux ne seront conduits au travail que lorsque les brouillards du matin seront dissipés, leur nourriture devra être plus tonique, on leur donnera une plus grande quantité d'avoine, on évitera de les mettre en sueur.

Dans les grandes chaleurs, lorsque les chevaux, particulièrement ceux de troupe, rentrent couverts de poussière, on leur fera laver les yeux, les naseaux, avec de l'eau fraîche, et acidulée, s'il est possible. Dans tous les temps on évitera les transitions subites du chaud au froid, surtout si l'animal est en sueur.

Cependant on reconnaît, dans les chevaux qui ont été soumis un certain temps à ces causes, une disposition maladive plus ou moins forte. Il se déclare chez eux des catarrhes qui sont alors un véritable symptôme de la Morve, il est nécessaire d'apporter, dès ce moment, le même soin que l'on donne aux chevaux déjà plus affectés; c'est la méthode la plus sûre de combattre avec avantage la maladie, et si les succès paraissent aux yeux du vulgaire moins brillans, ils n'en sont pas moins réels et plus certains.

Les poudres de réglisse, de gentiane, de saule, le tartrate antimonié de potasse, sont les substances que l'on doit employer, en les incorporant dans du miel. J'ai fait prendre aux animaux qui donnaient le moins de crainte, le muriate de soude (sel de cuisine). Cette substance peu couteuse, d'une administration facile et dont les bons effets sont depuis long-temps reconnus, se donne à la dose de seize à trente-deux grammes dans du son frisé.

C'est ainsi que j'ai préservé une grande quantité de chevaux dans un moment où la Morve exerçait des ravages dans le régiment dans lequel je servais.

Moyens propres à désinfecter les lieux qu'ont habités les chevaux morveux, et les effets qui leur auront servi.

On doit, dans une maladie contagieuse, séparer les animaux sains des malades, et non les malades des sains, car les premiers en sortant laissent le germe de la maladie, malheureusement cette mesure est difficile à exécuter, et rarement les localités le permettent.

Dans la Morve, la contagion ne s'étend pas au delà des lieux ou des effets que le cheval malade a touchés; on se bornera donc, dans une grande écurie, à assainir la place du cheval malade et celles qui l'avoisinent, tandis que dans une petite, on la désinfectera complettement. Ces moyens sont plus ou moins nombreux, en raison du séjour des animaux malades.

Si l'on veut désinfecter une écurie qui aura servi d'infirmerie pour des chevaux morveux, et dont les murs, mangeoires et rateliers, sont couverts d'une couche épaisse de matière desséchée, il faut faire brûler les effets en bois s'ils sont vieux, le mur sera récrépi à un pouce d'épaisseur, le pavé remis à neuf, et le sol profondément renouvellé, s'il n'est qu'en terre salpêtrée; les objets en fer seront passés au feu.

Dans le cas où le séjour des animaux malades n'aura pas été très-long; si les rateliers et mangeoires sont en bon état, on se contentera de repiquer et récrépir les murs de face et de côté à une certaine hauteur, on

lavera à l'eau bouillante, les rateliers, mangeoires et ferrures, on gratera à fond toutes
ces parties, on fera même passer le rabot
sur celles qui en sont susceptibles ; on lavera le
pavé à grande eau ; les ferrures seront passées
au feu ; puis on emploiera le procédé désinfectant de Monsieur Guiton de Morveau ; on
termine par le blanchiment au lait de chaux.

Ce dernier moyen passe pour efficace dans
l'esprit public, et il est ordinairement seul
employé, même dans les régimens de cavalerie ; mais il est insuffisant, car au bout de
quelques temps, la chaux tombe par écaille
et laisse à découvert l'humeur desséchée de
la Morve. Je n'ai pas remarqué que les chevaux fussent affectés de toux par leur séjour
dans des écuries ainsi blanchies.

La litière sera jettée.

On doit apporter également une grande
attention aux ustensiles de pansemens, d'écuries,
et aux harnois. J'ai déjà dit que je les regardais
comme les agens principaux de la contagion.
Les sceaux seront lavés à l'eau bouillante et
raclés, les étrilles encore bonnes, passées au
feu, leurs manches brûlés, les brosses, les
éponges, les peignes détruits, les époussettes,
si elles sont encore bonnes, seront lessivées.

On fera subir la même préparation aux couvertures d'écuries.

Les licols, les longes doivent être coupés et brûlés ; si les brides sont bonnes, on peut les conserver en les lavant à l'eau bouillante, les grattant bien, les passant à une eau seconde et ensuite à l'huile. Les objets de fer seront passés au feu et étamés.

Les panneaux de la selle doivent être brûlés et la selle même si elle est vieille, dans le cas contraire, on lui fera subir les mêmes opérations qu'aux objets de cuirs précédens.

On mettra à la lessive les vestes, pantalons d'écurie et bonnets de police des cavaliers qui auront pansé des chevaux morveux ; on doit renouveler ces effets s'ils sont usés.

Tous ceux de ces effets qui pourront être conservés, seront aussi soumis au procédé désinfectant.

Les instructions rédigées par MM. Chabert et Huzard, dont ces préceptes sont tirés, et que j'ai mis en usage, renferment encore d'autres mesures de sûreté, nécessitées alors par les nombreux dépôts de cavalerie qui étaient autant de foyers de toutes les maladies qu'entraîne une mauvaise administration.

Procédé désinfectant de M. Guiton de Morveau.

Prenez   Muriate de soude. . . . . 1/2 kil.
          Oxide de manganèse en poudre.   6 déca.
          Eau. . . . .   2 décil.

Mettez dans une terrine de grès non vernissée et suffisamment grande, posez cette terrine sur un fourneau rempli de charbons allumés, portez dans le lieu que vous voudrez désinfecter, ôtez ou éloignez toutes les matières combustibles; lorsque le mélange sera échauffé, versez doucement dans la terrine,

          Acide sulfurique . . . .   3 hect.

Fermez exactement les portes et fenêtres, ne les ouvrez et ne faites entrer les animaux que lorsque les vapeurs seront entièrement dissipées.

On établit plusieurs fourneaux selon la grandeur du local.

F I N.

E R R A T U M.

Page 11 , *au lieu de* : les glandes lymphatiques
maxillaires destinées à reporter. *Lisez* , les glandes
lymphatiques maxillaires formées par les vaisseaux
destinés.

Pages 32 et 33 , *au lieu de* : l'oxide d'antimoine
hydro-sulfuré. *Lisez:* l'oxide d'antimoine hydro-sulfuré
brun.

* 9 7 8 2 3 2 9 2 8 8 3 8 3 *